人兽共患病之寄生虫类传染病问与答

主编 郭杨 阳爱国 侯巍

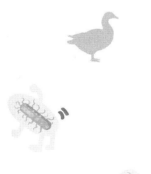

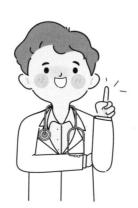

四川科学技术出版社

图书在版编目（CIP）数据

人兽共患病之寄生虫类传染病问与答 / 郭杨, 阳爱
国, 侯巍主编. -- 成都：四川科学技术出版社, 2024.
8. -- ISBN 978-7-5727-1496-2

Ⅰ. R38-44

中国国家版本馆CIP数据核字第2024GA7035号

人兽共患病之寄生虫类传染病问与答

RENSHOUGONGHUANBING ZHI JISHENGCHONG LEI CHUANRANBING WEN YU DA

主　　编　郭　杨　阳爱国　侯　巍

出 品 人　程佳月
策划组稿　钱丹凝
责任编辑　万亭君
营销编辑　鄢孟君
封面设计　筱　亮
责任出版　欧晓春
出版发行　四川科学技术出版社
　　　　　成都市锦江区三色路238号　邮政编码　610023
　　　　　官方微博 http://weibo.com/sckjcbs
　　　　　官方微信公众号 sckjcbs
　　　　　传真 028-86361756
成品尺寸　145 mm×210 mm
印　　张　4.25　字数 85 千
印　　刷　四川华龙印务有限公司
版　　次　2024年8月第1版
印　　次　2024年8月第1次印刷
定　　价　32.80元

ISBN 978-7-5727-1496-2

邮购：成都市锦江区三色路238号新华之星A座25层　邮政编码：610023
电话：028-86361770

编 委 会

主　编：郭　杨　阳爱国　侯　巍

副主编：蔡冬冬　尹　杰

编　委：按姓氏笔画排序

李盛琼	兽医师	四川省动物疫病预防控制中心
杨天俊	兽医师	富顺县农业农村局
杨治聪	兽医师	眉山市动物疫病预防控制中心
吴　宣	正高级兽医师	四川省动物疫病预防控制中心
何蕴利	会计师	四川省动物疫病预防控制中心
张　辉	高级兽医师	四川省动物疫病预防控制中心
陈　敏	高级兽医师	泸州市现代农业发展促进中心
邵　靓	正高级兽医师	四川省动物疫病预防控制中心
罗　侦	三级主任科员	威远县农业农村局
罗　毅	兽医师	四川省动物疫病预防控制中心
南　岳	助理兽医师	四川省动物疫病预防控制中心
侯　巍	正高级兽医师	四川省动物疫病预防控制中心
侯志乾	高级兽医师	广元市动物疫病预防控制中心
翁　周	高级兽医师	四川省动物疫病预防控制中心
高　露	兽医师	四川省动物疫病预防控制中心
郭　杨	副研究员	四川省疾病预防控制中心
黄彩萍	高级事业技术工	四川省动物疫病预防控制中心
黄雅琳	兽医师	四川省动物疫病预防控制中心
蔡冬冬	正高级兽医师	四川省动物疫病预防控制中心
漆　琪	主任医师	四川省疾病预防控制中心

序 言

在人类社会发展长河中，传染病始终是重大威胁。寄生虫病在人类传染病中占有重要位置。在自然界中，寄生虫与宿主之间的复杂关系一直是生物学和医学领域研究的热点之一。

随着全球气候的变化、人类生活方式的改变以及国际交流的频繁，寄生虫病的流行范围呈现出不断扩大的趋势，对人类健康、动物养殖以及生态环境都构成了较大的威胁。因此，了解寄生虫病的病因、诊断、治疗和预防等方面的知识，对于增强人们的健康意识和自我防护能力，对于保障人类和动物的健康、促进经济社会的可持续发展具有重要意义。

《人兽共患病之寄生虫类传染病问与答》一书采用

通俗易懂的语言，给大众介绍了人兽共患寄生虫类传染病的相关科普知识，包括弓形虫病、棘球蚴病、旋毛虫病、猪囊尾蚴病、片形吸虫病、利什曼原虫病等的流行病学和防治知识等，比如弓形虫病的传播途径有哪些，棘球蚴病在全球的流行情况如何，棘球蚴病有哪些治疗方法，如何预防旋毛虫病等等。希望这本科普书能为大众普及人兽共患寄生虫类传染病的相关知识，从而让大众用更科学的方法防控疾病；同时也能给更多投身于防控人兽共患病的专业人员提供助力。相信本书的出版将为我们战胜人兽共患病发挥重要而有益的作用。

是为序。

2024 年 8 月

前　言

　　人兽共患传染病是现代传染病的主要类型之一，目前全世界发现的人兽共患传染病中，约有 67% 的病原体是寄生虫。人兽共患寄生虫病不仅造成畜牧业的巨大经济损失，而且给人类健康带来极大的危害。在我国，人兽共患寄生虫病的种类繁多，有经食物传播的寄生虫病，有经接触疫水或饮水传播的寄生虫病，有经媒介传播的寄生虫病。我国人口众多，不同地区的经济和卫生条件差异较大，一些人兽共患寄生虫病在我国部分地区的流行趋势有所上升。

　　那么，哪些寄生虫类传染病属于人兽共患病？它们从哪里来？又是如何致病、传播的？我们在日常生活中应该如何预防人兽共患寄生虫类传染病？一系列关于人兽共患寄生虫类传染病的科普知识迫切需要被大众所知晓。为此我们收集相关文献资料，结合多年工作经验，编写了这本科普图书。希望这本科普图书能抛砖引玉，为广大群众普及人兽共患寄生虫类传染病的知识，帮助大家树立科学的防控观念；同时让更多的专业人员投身于人兽共患病的防控工作中，护佑大众健康。

我们把人兽共患寄生虫类传染病有关的科学知识以简单的问答方式呈现给读者，激发读者的阅读兴趣，引导读者用科学的方法面对人兽共患寄生虫类传染病。本书简述了人兽共患寄生虫类传染病，包括弓形虫病、棘球蚴病、旋毛虫病、猪囊尾蚴病、片形吸虫病、利什曼原虫病等的概念、危害、流行病学、防治知识等相关科普知识，融科学性、知识性、教育性于一体。希望大家看完这本书后，能够了解人兽共患寄生虫类传染病的相关知识，增强对人兽共患病的预防意识和能力，用更科学的方法防控疾病、健康生活。

本书在编写过程中，得到了四川省动物疫病预防控制中心、四川省疾病预防控制中心和相关科研机构有关专家、学者的大力支持，在此向他们表示诚挚的感谢。
在编写的过程中，我们参考了不少论著和中外资料，但
限于篇幅，未能在书中全部列出，在此向这些出版者和
作者表示感谢。限于学识，书中难免存在疏漏，尚祈读
者予以指正。

编者

2024 年 8 月

目　录

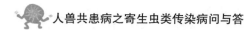

第一章　人兽共患寄生虫病概论

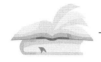

　　导读：目前，已知至少有60种人兽共患寄生虫病可以传染给人类。近年来，棘球蚴病、旋毛虫病、弓形虫病、猪囊尾蚴病等人兽共患寄生虫病通过各种途径突袭家畜和人类，严重危害畜牧业安全生产，也对公共卫生、人民健康和社会安全造成了严重威胁。

1. 什么是人兽共患寄生虫病?

寄生虫(parasite)是指寄生在非本体(其他生物)体表或者体内,摄取被寄生生物体营养以维持生命的一类生物。

人兽共患寄生虫病(parasitic zoonoses)是指在脊椎动物和人之间相互传播并引起感染的寄生虫病,包括人兽共患原虫病、人兽共患吸虫病、人兽共患绦虫病、人兽共患线虫病和其他人兽共患寄生虫病。

在人兽共患寄生虫病中,人作为传染源的疾病较少,绝大多数是动物作为传染源,经土壤、食物、水、空气、虫媒等在脊椎动物和人之间传播。

2. 人兽共患寄生虫病的危害有哪些?

(1)可引起动物大量死亡

一些人兽共患寄生虫病在流行时具有暴发性和高死

亡率的特点。例如弓形虫可引起猪的群发性疾病，甚至造成猪的大量死亡。

（2）可引起畜牧业的巨大经济损失

人兽共患寄生虫病会引起动物机体生长发育受阻、生产性能下降，造成养殖业经济损失。例如弓形虫病可引起动物不孕或流产等繁殖障碍，由于影响动物的繁殖性能而造成经济损失。另外，棘球蚴病、肝片形吸虫病、猪囊尾蚴病、旋毛虫病等也常使畜牧业蒙受重大损失，阻碍以畜牧业为主要产业的国家和地区的经济发展。

（3）可危害人类健康

人兽共患寄生虫病在人类传染病中占有重要的位置。在世界范围内，特别是在热带和亚热带地区，人兽共患寄生虫病一直是普遍存在的公共卫生问题。血吸虫病流行于世界多个国家，至少有 2 亿人感染，其中多数是学龄期儿童。利什曼病也流行于全球多个国家，每年有 70 万～ 100 万新发病例和 2 万～ 3 万死亡病例。

人兽共患寄生虫病可对患者健康造成多种损害，例如弓形虫病不仅可引起动物繁殖障碍，还可引起人的生殖障碍；肝棘球蚴病患者早期可能没有任何表现，随着病情发展，可出现上腹部胀满感、轻微疼痛，伴有食欲减退、恶心、呕吐、黄疸和腹水等。

另外，人兽共患寄生虫病还可造成患病者劳动力丧失、工作效率下降、额外的治疗费用等经济和生活负担。

3. 引起人兽共患寄生虫病的寄生虫是如何分类的？

按生物学分类：蠕虫、原虫、节肢动物。

按寄生部位分类：体内寄生虫、体外寄生虫。

按与宿主的关系分类：专性寄生虫、多宿主寄生虫、固需寄生虫、兼性寄生虫、暂时性寄生虫、定期性寄生虫、永久性寄生虫等。

第二章　人兽共患寄生虫病的流行

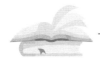

　　导读：人兽共患寄生虫病流行的三个环节为传染源、传播途径和易感者。当这三个环节在某一地区同时存在并相互联系时，就会引起人兽共患寄生虫病的流行。人兽共患寄生虫病的流行受哪些因素影响？流行的特点是什么？基本的防治措施有哪些？让我们一起来了解吧。

第一节　人兽共患寄生虫病流行的基本环节

（一）传染源

传染源指有寄生虫感染，并能将病原体传入外界或另一宿主体内继续发育的人或动物，包括病人、带虫者及储存宿主。例如华支睾吸虫病的传染源可以是人或猫、犬、猪等动物。

（二）传播途径

传播途径指寄生虫从传染源排出，借助于某些传播因素侵入另一宿主的全过程。感染途径包含在传播途径之中，指寄生虫从传染源或感染宿主传递到易感个体的方式。传播途径通常关注的是病原体在外部环境中的移动过程，感染途径更关注病原体在到达宿主后如何侵入并感染宿主的过程。

寄生虫病常见的传播途径有经土壤传播、经水传播、经食物传播、经节肢动物传播、经人体直接接触传播等。

寄生虫侵入机体的方式（感染途径）主要有以下几种。

经口感染：多种寄生虫在感染期可通过饮用水、食物、污染的手指、玩具或其他媒介经口进入人体，如蛔虫、鞭虫、蛲虫、华支睾吸虫、猪带绦虫等。这是最常见的感染途径。

经皮肤感染：有的寄生虫可在其感染期主动地经皮肤侵入人体，如土壤中钩虫的丝状蚴（感染期幼虫）、水中血吸虫的尾蚴等。

经胎盘感染：有些寄生虫可以随母血，通过胎盘而使胎儿感染，如弓形虫、疟原虫、钩虫的丝状蚴等。

此外，有的寄生虫可经呼吸道感染机体，如蛲虫、棘阿米巴原虫；有的寄生虫可经输血感染，如弓形虫、疟原虫等；有的寄生虫可经乳汁感染，如弓形虫、钩虫等；还有的寄生虫可发生自体感染，如猪带绦虫等。

（三）易感者

易感者指对寄生虫缺乏免疫力或免疫力低下的人或动物。机体感染寄生虫后，通常可产生获得性免疫，但多属于带虫免疫；当寄生虫从机体完全清除后，机体对该寄生虫的免疫力会逐渐下降、消失；然而，一旦再次有感染的机会，机体容易重新感染同种寄生虫。易感性还与机体免疫力、年龄等因素有关。对于人而言，一般儿童的免疫力低于成年人。

第二节　影响人兽共患寄生虫病流行的因素

（一）自然因素

影响人兽共患寄生虫病流行的自然因素包括温度、湿度、雨量、光照等气候因素，以及地理环境因素等。

气候因素不仅会影响寄生虫在外界的生长发育，还会影响中间宿主或媒介节肢动物的滋生、活动与繁殖。温暖潮湿的气候既有利于蚊虫的生长、繁殖，也适合蚊虫吸血活动，增加了疟疾、丝虫病的传播机会。

地理环境与中间宿主的生长发育及媒介节肢动物的滋生和栖息均有密切关系，可间接影响寄生虫病流行。

（二）生物因素

那些生活史中包含间接发育阶段的寄生虫，它们能否在人群中传播、流行，很大程度上取决于中间宿主或节肢动物的分布。如我国血吸虫的流行在长江以南地区，这与血吸虫的中间宿主钉螺的地理分布一致；丝虫病与疟疾的流行同其作为宿主的蚊虫和作为媒介的蚊虫的地理分布与活动季节相符合。

（三）社会因素

影响人兽共患寄生虫病流行的社会因素包括社会经济状况、文化教育水平、医疗卫生水平以及人民的生产方式和生活习惯等。这些社会因素往往会随着社会经济状况而变动，并可在一定程度上影响着自然和生物因素。在经济和文化相对落后的地区，往往伴随着陈旧的生产和生活方式，以及不良的卫生习惯和环境。这些因素不可避免地造成了许多寄生虫病的广泛流行，严重危害着人体健康。

第三节　人兽共患寄生虫病的流行特点

（一）地方性

人兽共患寄生虫病的流行与分布常有明显的地方性。这种特点与当地气候条件、中间宿主或媒介节肢动物的地理分布有关，还与人群的生活习惯和生产方式有关。例如猪带绦虫病与牛带绦虫病多流行于习惯食用生的或未煮熟的猪肉、牛肉的地区；华支睾吸虫病流行于习惯食用生鱼或未煮熟鱼的地区；钩虫病常流行于习惯用人粪施肥的旱地农作物地区。

（二）季节性

人兽共患寄生虫病的流行往往呈现出明显的季节

性。首先是人兽共患寄生虫病的季节性流行与媒介生物的活动周期密切相关，如间日疟原虫的流行季节与中华按蚊或嗜人按蚊的活动季节一致；人源性黑热病的流行季节与中华白蛉的活动季节一致。其次是人兽共患寄生虫病的季节性流行与人群的生产活动或生活活动的季节性规律相关，如急性血吸虫病常流行于夏季，因为此时人们常进行农田生产等下水活动而接触疫水，导致血吸虫病的发生与流行。

（三）自然疫源性

人兽共患寄生虫病可以在动物和人之间互相传播。

在原始森林或荒漠地区，这些寄生虫可以一直在脊椎动物之间传播；当人进入该地区后，这些寄生虫则可从脊椎动物通过一定途径传播给人。这类人兽共患寄生虫病可在人不参与的情况下存在于自然界，具有明显的自然疫源性，被称为自然疫源性寄生虫病；存在这类人兽共患寄生虫病的地区被称为自然疫源地。

自然疫源性寄生虫病反映了寄生虫病在自然界的进化过程，还说明了某些寄生虫病在流行病学和防治方面的复杂性。

第四节　人兽共患寄生虫病的防控措施

寄生虫的生活史因种类不同而不同，且人兽共患寄生虫病的流行因素也多种多样，因此要达到有效的防治目的，需要根据人兽共患寄生虫病的种类和流行因素，制定综合防控措施，阻止寄生虫生活史的完成，以期控制和消灭人兽共患寄生虫病。总体来说，人兽共患寄生虫病的防控措施分为以下三个方面。

（一）消灭传染源

可以通过普查、普治带虫者和患者，查治或处理储存宿主来消灭传染源。此外，还可以监测流动人口，控制流行区传染源的输入和扩散。

（二）切断传播途径

加强粪便和水源的管理，搞好环境卫生和个人卫生，控制和杀灭媒介节肢动物和中间宿主，是切断传播途径的有效方法。

（三）保护易感者

加强集体和个人防护工作，改变不良的饮食习惯，改进生产方法，改善生产条件，是保护易感者的有效途径。必要时对某些人兽共患寄生虫病还可采取预防性服药的措施。

第三章 常见人兽共患寄生虫病

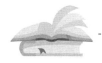

导读：目前，由寄生虫引起的人兽共患病种类繁多。寄生虫会通过夺取宿主的营养、造成机械性损伤、产生毒害作用、引入其他病原体等方式对宿主造成不可估量的损害。下面我们就一起走进人兽共患寄生虫病的世界，来看看它们的真面目。

第一节　弓形虫病

弓形虫的宿主种类十分广泛，其中猫、猪、人的感染率较高。弓形虫主要侵犯眼、脑、心、肝、淋巴结等，是孕期宫内感染导致胚胎畸形的重要病原体之一，严重威胁人类健康和畜牧业的发展。

1. 什么是弓形虫？

弓形虫（*Toxoplasma gondii*）是一种专性细胞内寄生性原虫，是由法国生物学家在一种沙漠野生啮齿类动物体内发现的，属于顶复门，孢子虫纲，真球虫目，因其滋养体呈弓形而得名。

弓形虫在自然界分布广泛，可感染包括人在内的几乎所有的恒温动物，人和其他哺乳动物以及家禽均可为弓形虫的中间宿主，猫科动物是终末宿主。弓形虫只有一个种，但在不同地域、不同宿主得到的分离株致病性与基因型有所不同。

2. 什么是弓形虫病？

弓形虫病（Toxoplasmosis）是由弓形虫引起的一种自然疫源性人兽共患病。弓形虫病又称"弓形体病"，常可导致宿主的免疫功能低下、中枢神经系统损害和全身性感染等严重后果。同时，弓形虫可广泛寄生在动物的有核细胞内，随血液流动到达身体各部位，损害宿主的大脑、心脏、肺脏等器官，导致各种疾病的发生。弓形虫常侵害动物的生殖器官，并可经胎盘垂直传播，从而引起动物不育不孕或出现流产、死胎或畸胎等。在免疫功能正常的情况下，多数动物呈隐性感染，但猪可大批发病，死亡率高。

3. 弓形虫的生活史有几种发育形态?

弓形虫在不同发育阶段有不同形态,有着十分复杂的生活史,在发育过程中需要转换宿主,其完整的发育过程有 5 种主要形态:滋养体、包囊、卵囊、裂殖体、配子体。滋养体和包囊见于中间宿主和终末宿主肠道外的组织细胞内,但裂殖体、配子体和卵囊只寄生于终末宿主肠道上皮细胞内。滋养体、包囊和卵囊对中间宿主和终末宿主均有感染性。

终末宿主因吞食弓形虫包囊、假包囊或感染性卵囊而感染。弓形虫在终末宿主体内可进行完整的 5 个阶段的发育,最后形成的卵囊成熟后进入肠腔随粪便排出体外,在适宜的外界环境中发育为感染性卵囊。中间宿主吞食了被弓形虫感染性卵囊、包囊或假包囊污染的饲料或饮用了被污染的水而感染,随后,子孢子、缓殖子或速殖子随淋巴和血液循环散布到肠外的各种组织器官。

4. 不同生长阶段的弓形虫在外界环境中的耐受程度怎么样？

不同发育期的弓形虫抵抗力有明显差异。滋养体对温度和一般消毒剂都较敏感，54℃下仅存活 10 分钟；在甲酚磺酸溶液或 1% 盐酸溶液中 1 分钟即死亡。包囊可长期生存于中间宿主组织内，抵抗力较强，4℃可存活 68 天，胃液内可耐受 3 小时，但不耐干燥及高温，56℃ 10 ～ 15 分钟即死亡。卵囊排放量大，且对环境和酸、碱等常用消毒剂的抵抗力都很强，但对热的抵抗力弱，80℃ 1 分钟即死亡。

5. 易受弓形虫感染的动物有哪些？

弓形虫呈世界性分布，其宿主的种类十分广泛。根据病原学证实，可以感染弓形虫的哺乳动物至少有 200 种，包括陆生动物、水生动物以及禽鸟类。弓形虫可感染几乎所有哺乳动物和鸟类，如猪、黄牛、水牛、马、山羊、绵羊、鹿、兔、猫、犬、鼠、鸡等多种动物。尤其是猫和猪的感染率较高。

6. 弓形虫病对家畜有什么危害？

弓形虫病会危害家畜的呼吸系统，使之出现呼吸困难甚至呼吸衰竭等表现。感染弓形虫后还会危害神经系统，使家畜出现意识障碍、精神抑制等表现，严重时导致家畜视网膜、脉络膜等发炎，甚至造成失明。如果家畜在怀孕期间感染本病，则会出现流产或死胎等现象，即使能顺利生产，出生的幼崽也会很快死亡或者出现其他不良症状。

7. 弓形虫对哪些家畜危害大？

弓形虫可感染多种家畜从而引起弓形虫病，损伤家畜各组织脏器，特别是呼吸系统、中枢神经系统，并可引起孕畜流产、死胎等，其中对猪、绵羊和山羊的危害最大。尤其是猪暴发弓形虫病时，可使整个猪场发病，死亡率超过60%。

8. 动物弓形虫病的传播途径有哪些？

动物弓形虫病的传播途径分为先天性传播和获得性传播。

（1）先天性传播

怀孕期感染，母体可通过胎盘屏障将弓形虫传播给胎儿。

（2）获得性传播

①食入被弓形虫卵囊污染的饲草，或饮用被污染的水；②食肉动物捕食含弓形虫包囊的动物。

9. 猪弓形虫病的流行特点有哪些？

猪弓形虫病在世界范围广泛流行，在我国多个地区都有报道。猪弓形虫病四季均可发病，尤其在夏季频发，且死亡率较高。弓形虫可入侵猪的眼、脑、心、肠道、胎盘等部位，其传染源也比较多样，包括病畜禽的肉、分泌物、渗出液等。该病在猪场中一旦流行就会在不同性别、不同年龄的猪群中传播感染，其中幼龄猪、育肥猪极为易感，一旦暴发可造成大规模的死亡。

10. 猪弓形虫病的临床症状是什么？

猪弓形虫病是一种感染率极高的动物疫病，一旦暴发很快就会使整个猪场的猪全部感染。该病急性期、亚急性期和慢性期的主要临床症状如下。

（1）急性期：发病初期，病猪体温明显升高，体温多在 40.0 ～ 42.9℃，呈稽留热，体温可稽留 3 ～ 10 天甚至更久。病猪表现为精神不振、嗜睡、食欲减退、鼻腔干燥；尿液呈橘黄色；通常排出暗红色或煤焦油色粪便，稀便多见于乳猪或断奶仔猪。严重时呼吸急促，往往呈犬坐姿势或者腹式呼吸，且吸气深而呼气浅短，有时伴有呕吐和咳嗽现象；眼内存在浆液性或脓性分泌物，鼻孔流清鼻涕。发病经过几天，开始表现出神经症状，如后躯麻痹。随着病程的进展，鼻端、耳翼、腹下部及四肢下部等皮肤出现紫红色斑，有时耳尖会发生干性坏死。病猪往往最终由于呼吸困难和体温快速降低而死亡。妊娠母猪容易出现流产和产出死胎的情况。

（2）亚急性期：病猪体温升高、食欲减退、精神委顿、呼吸困难等症状仍然存在。发病 10 ～ 14 天，病猪体内形成抗体，此时弓形虫在组织器官内的发育受到抑制，病情逐渐好转。虫体病猪可在肌肉、脑和眼等抗体含量少的组织内长期存活并部分形成包囊，如脑包囊可使病猪发生癫痫样痉挛、后躯麻痹、运动障碍和斜颈等神经症状，以及引起脉络膜视网膜炎，甚至导致失明。

（3）慢性期：病猪无明显症状，但是生长发育缓慢，有些病猪变成僵猪；有些病猪食欲减退，精神欠佳，间歇性下痢；有些病猪还会出现后躯麻痹的症状。

11. 如何鉴别诊断猪弓形虫病和猪瘟？

猪弓形虫病与猪瘟在流行特点及临床症状方面极为相似。猪瘟可见全身皮肤发绀，但无咳嗽、呼吸困难症状；剖检可见肾脏、膀胱点状出血，脾脏有出血性梗死，慢性病例可见回盲瓣处有纽扣状溃疡，肝脏无灰白色坏死灶，肺脏不见间质增宽，无胶冻样物质。

猪弓形虫病可出现呼吸困难症状，有时可出现咳嗽；剖检可见严重的肺水肿及表面灰白色坏死点（肝、淋巴结也可见坏死点）。另外，如磺胺类药物治疗有效且病猪进行过猪瘟疫苗免疫，则可以基本排除猪瘟的可能性。如果有条件，可以进行病原学诊断和血清学诊断加以鉴别。

12. 诊断猪弓形虫病的要点有哪些?

（1）临床检查：病猪表现为稽留高热，应用青霉素、链霉素等抗生素治疗无效。剖检以肺气肿、肺水肿及淋巴结髓样肿胀为主要病变，可在肝脏表面发现坏死点，通常呈现针尖状或绿豆状，颜色为米黄色。此外，脾脏还有出血现象。

（2）涂片检查：将病死猪的心、肺、肝、淋巴结等组织各取下一部分制作涂片，自然干燥后用甲醇固定，进行吉姆萨染色，镜检；也可取病猪的体液、脑脊液等制作涂片，染色后进行观察；还可将病猪的淋巴结取下，磨碎后用生理盐水过滤，离心，取沉渣涂片，染色后观察，可在显微镜下观察到弓形或半月形的滋养体。

（3）动物接种：采集病猪的淋巴结、肺、肝、脑等组织充分研磨，加入10倍体积的生理盐水制成悬液，加入双抗，混匀后取悬液经腹腔感染小鼠，接种后

7～15天取小鼠腹腔液涂片，镜检。可在显微镜下观察到弓形或半月形的滋养体。

（4）病原学检查：采集病猪的血液或组织样品进行弓形虫核酸检测，结果为阳性。

13. 哪些途径可引起规模化猪场发生弓形虫病？

（1）规模化猪场内养猫或者场外猫出入养殖场易致猪弓形虫病暴发。猫在养猪场内捕捉老鼠，排出卵囊污染饲料或水槽，猪只通过饮水和采食感染，是规模化猪场弓形虫病暴发最常见的原因。

（2）携带弓形虫滋养体和包囊的吸血昆虫（如蚊子）或吸血节肢动物通过叮咬感染健康猪；病猪流产胎儿、分泌物等可通过直接接触感染健康猪；昆虫和节肢动物也可作为弓形虫卵囊的机械携带者，污染食物而传播本病。

14. 家畜感染弓形虫病的潜伏期有多长？

不同家畜的弓形虫病潜伏期不同，猪弓形虫病潜伏期为 3 ～ 7 天，犬弓形虫病潜伏期为 7 ～ 10 天或数月，羊弓形虫病潜伏期为 7 ～ 11 天。但本病隐性感染动物较多，因此潜伏期不是判断感染本病的主要依据。

15. 如何确诊其他家畜或野生动物感染弓形虫病？

（1）镜检诊断：将感染胎盘或胎儿的组织接种小鼠、鸡胚或进行体外细胞培养，寻找虫体；或用感染组织的切片以荧光抗体染色检出虫体。

（2）免疫学诊断：间接血凝试验（IHA）检测、酶联免疫吸附试验（ELISA）检测、染色试验或补体结合试验可作为群体诊断的方法。

（3）分子生物学诊断：应用 PCR 技术扩增弓形虫

特异性靶基因序列、巢式 PCR、实时荧光定量 PCR 等技术均可作为诊断本病的方法。

16. 犬、猫弓形虫病有哪些流行特点？

犬、猫弓形虫病广泛流行于世界范围，在我国分布广泛，几乎全国各地都有报道，但是地域差异性非常明显。猫的感染率在东部沿海地区较低（约 11%），在内陆地区较高（约 25%）；犬感染弓形虫只有零星的报道，感染率大约为 10%。随着犬、猫年龄的增长，感染率也在增高。弓形虫病在流浪猫中的感染率很高。近年来因为人们在饲养家养猫时注意饲养卫生和不喂食生肉，家养猫的弓形虫病感染率逐年下降。

17. 犬、猫弓形虫病有哪些典型临床症状？

犬、猫弓形虫病多数是隐性感染或无症状感染，急性阶段可见如下临床症状。

（1）犬

类似于犬瘟热，表现出体温升高、精神沉郁、咳嗽和呼吸音增强。严重患犬出现呕吐、出血性腹泻、眼鼻有脓性分泌物，少数出现运动失调或后肢麻痹现象。怀孕母犬所产仔犬常见排稀便、呼吸困难和运动失调，但母犬多见流产或分娩死亡。患犬大腿内侧、腹部等处可见瘀斑。

（2）猫

急性发病表现为肺炎症状，如发热、厌食、咳嗽和呼吸急促，也常表现为轻度肠炎、运动失调和流产。

18. 人感染弓形虫病的临床症状有哪些？

大部分人感染弓形虫病后是无症状的，但先天性感染（引起先天性弓形虫病）以及免疫功能低下者的获得性感染（引起获得性弓形虫病）常常引起严重的弓形虫病。

（1）先天性弓形虫病

孕妇在妊娠期的前 3 个月感染弓形虫病，可造成流产、早产、畸胎或死胎，其中畸胎发生率最高，表现为无脑儿、小头畸形、脊柱裂等。若孕妇在妊娠后期感染，受感染胎儿大多表现为隐性感染，有的在出生后数月才出现症状。

（2）获得性弓形虫病

在免疫力正常的个体，感染者一般无明显临床表现。但对于免疫功能低下者，在急性感染阶段患者常表现为低热、头痛、浅表淋巴结肿大等。并且，由于弓形虫常累及脑和眼部，引起中枢神经系统损害，所以患者也可表现为脑炎、脑膜脑炎、癫痫和精神异常。

19. 弓形虫病的实验室检测方法有哪些?

（1）病原学检查

镜检法：将可疑病畜或死亡动物的组织或体液做涂片、压片或切片，甲醇固定后，做瑞氏染色或吉姆萨染色，镜检可找到弓形虫滋养体或包囊。

动物接种分离或细胞培养法：采用动物接种的检测方法，即采集病畜的组织研磨后接种小鼠，待小鼠发病后抽取小鼠腹水检测病原。此外，也可接种单层有核细胞，待培养后检测病原。

（2）分子生物学检测

设计特异性引物进行 PCR 检测，在感染早期具有实际意义。

（3）血清学诊断

应用间接免疫荧光试验（IFAT）、IHA、ELISA 和补体结合试验检测抗体或血清循环抗原。

20. 如何处理感染弓形虫病的动物？

确诊动物感染弓形虫病后，应对其进行隔离治疗，对患病严重、出现发热症状的病畜，可以用磺胺类药物（如磺胺嘧啶钠、磺胺间甲氧嘧啶钠、磺胺对甲氧嘧啶钠等）进行静脉注射或肌内注射，同时采取对症治疗，并使用抗生素避免出现继发感染。对发病较轻、食欲尚在的动物，可在饲料中拌入磺胺类药物，一般预后良好。食用动物的弓形虫病不建议治疗，应做无害化处理。

21. 养殖户发现疑似弓形虫病的病畜应该怎么办？

养殖户发现疑似弓形虫病的病畜后，应立即隔离疑似病畜并上报当地农业农村主管部门进行进一步诊断，配合农业农村主管部门处理病畜。可视病畜病情严重程度及经济价值进行药物治疗或淘汰处理，治疗可选择应用磺胺嘧啶或乙胺嘧啶。使用复方磺胺嘧啶钠注射液，应用剂量为 20 ～ 30 mg/kg，肌内注射，1 日 1 ～ 2 次，连用 2 ～ 3 日，但长期或大剂量使用易引起结晶尿，应同时使用碳酸氢钠，并给病畜大量饮水；使用 4- 磺胺 -6- 甲氧嘧啶钠，内服首次量为 50 ～ 100 mg/kg，维持量为 25 ～ 50 mg/kg，1 日 1 ～ 2 次，连用 3 ～ 5 日；使用磺胺间甲氧嘧啶钠，内服首次量为 50 ～ 100 mg/kg，维持量减半。

22. 发现家畜疑似感染弓形虫病后农业农村主管部门应该怎么做？

当地农业农村主管部门接到疑似病例报告后，应及时到达，调查发病情况、临床症状，对病畜进行剖检，观察病理变化；采集病料送实验室检查，确诊为弓形虫病后，按相应程序处理。采取的主要措施如下。

（1）对病死动物进行深埋处理，对病畜进行隔离治疗；要严格处理好病畜流产胎儿和病畜的排泄物，及时清除圈舍内的粪便，对养殖场进行彻底打扫、消毒，包括场地、用具等，确保圈舍清洁卫生。

（2）对病畜选用磺胺类药物进行治疗。

（3）对未发病动物用磺胺间甲氧嘧啶钠原粉拌料喂食，之后定期给予预防。

（4）开展流行病学调查，追溯病源，并加强防治。

23. 有感染弓形虫病动物的养殖场（户）应该采取的措施有哪些？

有感染弓形虫病动物的养殖场（户）应立即上报农业农村主管部门。有条件的养殖场（户）可对全群动物进行血清学检查，确定感染动物，对有治疗价值、预后良好的动物进行隔离观察治疗，对治疗耗费超过经济价值或隔离管理有困难的动物可进行淘汰处理。死亡的动物、排泄物、流产的胎儿等需要进行无害化处理，严禁流入市场或饲喂其他动物。对畜舍需要进行严格的清洗消毒，进一步完善和加强养殖场内灭鼠灭蝇工作。对于养殖场内健康动物，使用磺胺类药物进行混饲投药，可起到一定的预防作用。同时，加强养殖工作人员的安全教育，配发相应防护物资，避免人员发生感染。

24. 哪些消毒剂能有效杀灭环境中的弓形虫卵囊？

猫排出的未成熟的卵囊在通风、温暖、潮湿的环境下发育为感染性的孢子化卵囊，其囊壁致密性的结构对低温、干燥等环境的抵抗力较强，但是卵囊壁由富含半胱氨酸和酪氨酸的蛋白质组成，通过高温加热、蒸煮或物理方法等使蛋白质变性可以有效破坏卵囊。如使用1%的来苏水或3%的烧碱溶液可有效杀灭环境中的弓形虫卵囊，也可以使用烧灼法等进行杀灭。被弓形虫卵囊污染的饲料、饮用水等，可进行高温处理（加热到70℃以上），以有效杀灭卵囊。

25. 杀灭弓形虫速殖子的方式有哪些？

弓形虫速殖子可存在于宿主的乳汁、唾液、尿液等分泌物中，其中乳源的污染一直被认为是弓形虫速殖子感染的主要途径。弓形虫速殖子对各种理化因素的抵抗力差，通常胃酸及胃蛋白酶可将其有效杀灭，除非大量摄入，经口感染的概率不高。对于乳制品而言，巴氏灭菌或煮沸可有效杀灭弓形虫速殖子。此外，弓形虫速殖子对干燥环境、日光等因素敏感，日光直射、紫外线照射等均能很快杀灭速殖子。

26. 如何预防弓形虫导致的母畜流产、死胎等情况？

首先需要优选优配。在繁殖前可对种畜进行弓形虫的血清学筛查，选取健康的种畜进行繁育，避免垂直传播。其次需要提供良好的养殖环境和科学合理的饲喂条件。畜舍需要进行消毒处理，做好灭鼠灭蝇工作，养殖场内禁止饲养犬猫，尽量避免妊娠母畜接触外界动物。再次，可在怀孕前进行药物预防，如磺胺类药。最后，当发现怀孕母畜出现流产先兆，要在流产未发生时，要将母畜安置在安静的厩舍内，并减少不良刺激，同时给予保胎和镇静等治疗，应用孕酮、阿托品、维生素 E 等。

27. 患弓形虫病的动物流产后如何消毒？

患弓形虫病的动物流产的死胎及胎盘、污水、垫料等需要进行无害化处理，不得直接抛弃或饲喂其他动物。常用碘附及苯扎溴铵进行阴道灌洗消毒。受污染的分娩圈舍可喷洒 3% 的烧碱溶液或使用烧灼法消毒。

28. 被病畜污染的水和饲料能传播弓形虫病吗?

有风险。家畜作为弓形虫的中间宿主,弓形虫在其体内进行无性繁殖,形成弓形虫速殖子和包囊,速殖子随口眼鼻分泌物等排出体外,污染水源和饲料,但速殖子在环境中抵抗力低,数天后速殖子即死亡,此时的水源和饲料无需处理可直接利用。

29. 养殖场(户)预防动物感染弓形虫病综合措施有哪些?

养殖场预防动物感染弓形虫病综合措施主要如下:

(1)鼓励自繁自养,减少或杜绝疫病传入的可能性。

(2)加强饲养管理,养殖密度不宜过大,注意环境消毒,每日彻底清理圈舍中的粪便和其他垃圾。在保证适宜温度和湿度的条件下，注意通风换气。

（3）养殖场内严禁养猫、犬，并防止野生的猫或犬进入圈舍，严防饲料和饮用水被猫、犬粪便污染。同时做好圈舍的灭鼠、灭蚊蝇工作。

（4）定期进行弓形虫病的检查，及时治疗或淘汰病畜。加强对饲养动物体温、食欲及粪便的观察，一旦发现异常，应立即隔离治疗。

（5）引进新动物前需进行隔离检疫，健康动物方可混群饲养。

30. 发生过弓形虫病的养殖场（户）何时可以复养？

发生过弓形虫病的养殖场（户）在治疗或淘汰所有患病动物，同时对养殖场范围内进行严格有效的消毒后，血清学检测结果均为阴性的牲畜作为哨畜，若该哨畜在 2 个月内未发病或抗体仍为阴性，方可再次进行养殖。

31. 如何预防宠物感染弓形虫病？

尽量给宠物喂食商品化宠物粮，自制的新鲜食物需烹煮熟透后再进行饲喂。清理宠物猫粪便、垫料时应戴手套等，做好个人防护工作，清理完成后及时清洗双手。带宠物犬外出时应系好安全绳，避免宠物在外进食。存在开放性伤口的人员应尽量避免与宠物密切接触。

32. 动物弓形虫病的治疗措施有哪些？

药物治疗是目前动物弓形虫病的主要治疗方式。对于有重要价值的动物，如遗传资源保种的猪或宠物猪，可选用如下方法：①磺胺间甲氧嘧啶 80 mg/kg 和黄芪多糖 5 mg/kg 添加到病猪饲料中，搅拌均匀后投喂给病猪，每天投喂 1 次，连续投喂 4 日就可以看到治疗效果。②磺胺林 + 甲氧苄啶，畜禽按磺胺林 30 mg/kg、甲氧苄啶 10 mg/kg 用药，口服，每日 1 次，连服 3 日以上。③按磺胺嘧啶 70 mg/kg、乙胺嘧啶每次 6 mg/kg 用药，口服，1 日 2 次，连用 3 日以上。其他动物弓形虫病也主要以磺胺类药物治疗为主，乙胺嘧啶和磺胺嘧啶联合用药是目前应用较多的治疗方案。食用动物的弓形虫病不建议治疗，应做无害化处理。

33. 人感染弓形虫病的治疗措施有哪些?

我们应加强卫生宣传教育，引导民众不吃生的或半生的肉、蛋和奶制品。孕妇应避免接触猫、猫粪和放养动物的生肉，并定期做弓形虫血清学检查。我国已将弓形虫感染的免疫检测作为产前感染性疾病筛查内容（TORCH）之一。

对急性期的患者应该及时采取治疗。乙胺嘧啶和磺胺类药物（如复方磺胺甲噁唑）对弓形虫速殖子阶段有抑制作用。这两类药和叶酸联合使用，可以提高治疗的效果，减少副作用。

第二节　棘球蚴病

棘球蚴病又称为包虫病，高发流行区集中在高山草甸地区及气候寒冷、干旱少雨的牧区及半农半牧区，本病严重危害人类健康，也给我国畜牧业生产带来了巨大损失。

1. 什么是棘球蚴病？

棘球蚴病（Echinococcosis），通常被称为包虫病（Hydatidosis），是由棘球绦虫幼虫（棘球蚴）寄生于人和动物的肝、肺等组织器官中，所引起的一种慢性人兽共患寄生虫病。

棘球蚴病严重危害人类健康，也给我国畜牧业生产带来了巨大损失。世界动物卫生组织（WOAH）将棘球蚴病归为全球通报的传染性疫病，我国将其列为二类动物疫病。

2. 棘球蚴病是什么时候被发现的？

棘球蚴病是一种古老的人兽共患寄生虫病，古希腊希波克拉底（公元前 460 年—公元前 370 年）最先有关于肝棘球蚴包囊破裂导致人死亡的记载，之后陆续在世界各地发现此病。1905 年，Uthemann 在我国青岛首先发现棘球蚴病患者，至 2022 年底中国有 23 个省（自治区）相继报道棘球蚴病病例。

3. 我国哪些地区为棘球蚴病的主要流行区？

我国棘球蚴病主要流行区分布于内蒙古、四川、云南、西藏、陕西、甘肃、青海、宁夏、新疆 9 个省（自治区）。

4. 棘球属绦虫所属分类是什么？有哪些种？流行区域在哪里？

棘球绦虫在分类学上属于动物界（Animalia）、扁形动物门（Platyhelminthes）、绦虫纲（Cestoda）、圆叶目（Cyclophyllidea）、带绦虫科（Taeniidae）、棘球绦虫属（*Echinococcus*）。

棘球绦虫属有 5 个种，分别是细粒棘球绦虫、多房棘球绦虫、伏氏（福氏）棘球绦虫、石渠棘球绦虫和少节棘球绦虫。在我国发现的种类有细粒棘球绦虫、多房棘球绦虫和石渠棘球绦虫。细粒棘球绦虫和多房棘球绦虫呈世界性分布，伏氏棘球绦虫和少节棘球绦虫仅分布于中美洲和南美洲。在我国严重危害人和动物的棘球绦虫主要有细粒棘球绦虫和多房棘球绦虫两种。石渠棘球绦虫分布于我国四川石渠县及青海班玛县、久治县和治多县等地。

5. 我国常见的细粒棘球绦虫有哪些基因型？

由于细粒棘球绦虫种内变异现象突出，因此引入广义种和狭义种概念。广义种包括 10 个基因型（G1 ～ G10）及狮株，狭义种包括 G1 ～ G3 基因型。

6. 细粒棘球绦虫虫卵的结构是什么样的？

细粒棘球绦虫虫卵呈卵圆形，被覆胚膜，胚膜为双层，对外界抵抗能力强；最外层为卵黄膜（又称卵壳或外膜），但容易脱落；内层为胚层，内含六钩蚴。

7. 细粒棘球蚴的结构是什么样的？

棘球蚴即棘球蚴绦虫的幼虫，为圆形囊状体，小的包囊只有米粒大，大的单囊直径可超过 30 cm。棘球蚴寄生于牛、羊、猪、马等动物及人体的肝脏、肺脏等组织器官中，为单室囊，由囊壁和囊内容物（生发囊、原头蚴、子囊、孙囊和囊液）组成。

囊壁有两层，外层是角皮层，没有细胞结构，具有渗透作用；内层是生发层，由单层细胞构成，生发层向囊内长出原头蚴。生发层细胞向内芽生，长出与生发层连接的生发囊，脱落后变成子囊，子囊生发层进一步向囊内生出与子囊结构相似的孙囊。

8. 细粒棘球绦虫成虫结构是什么样的？

细粒棘球绦虫成虫体长 2～7 mm，虫体除头节、颈节外，还有幼节、成熟节片、孕卵节片各一节，偶有多一节者。头节呈梨形，有小钩和吸盘；颈节内含发生细胞，再生力强；成熟节片为雌雄同体，内有雌、雄生殖器官各一套，相汇成为生殖孔，开口于节片侧缘，多居中线偏后。

9. 棘球属绦虫的生活史是什么样的？

以细粒棘球绦虫为例，成虫寄生在犬、狼、狐狸等终末宿主的小肠内，成虫产生的虫卵随着粪便排出，污染牧草、畜舍等。污染的牧草、水被中间宿主（如牛、羊或人）食用，虫卵在其体内从胃进入十二指肠，经消化液作用，虫卵内的六钩蚴脱壳而出钻入肠壁，随血液循环迁移。幼虫大部分停留于肝脏，部分逃至肺脏定植发育为包虫囊，幼虫也可在骨组织、脑部、脾脏等定植和发育。犬、狼、狐狸等终末宿主吞食这些含有包囊的内脏而感染，包囊产生的原头蚴进入宿主小肠发育为成虫（一般 7 ～ 8 周）。

10. 棘球蚴虫卵的抵抗力如何？

棘球蚴虫卵在外界环境中能生存很久，对低温、干燥和化学药品抵抗力强。虫卵在 2℃水中能存活 2.5 年，

0℃环境下 4 个月内不死亡，经过严冬（-14 ~ -12℃）仍有感染力，对常用消毒剂有一定抵抗力，但虫卵在 50℃高温 1 小时可死亡，日光对虫卵也有致死作用。

11. 棘球蚴病在全球流行情况怎么样？

棘球蚴病呈世界性分布，几乎所有大洲都有病例报道，在以畜牧业为主的国家更常见，如澳大利亚、阿根廷、法国、土耳其、意大利等国。

12. 棘球蚴病的终末宿主有哪些？

棘球蚴的终末宿主包括犬科动物、猫科动物等。细粒棘球绦虫终末宿主有犬、狼、北极狐、赤狐、藏狐、沙狐等犬科肉食动物。多房棘球绦虫的终末宿主以狐狸为主。石渠棘球绦虫终末宿主主要为藏狐、沙狐、犬。伏氏棘球绦虫的终末宿主以犬和虎猫为主。少节棘球绦虫的终末宿主主要有豹猫、猞猁、美洲狮、美洲虎。

13. 棘球蚴病的中间宿主有哪些？

棘球蚴病的中间宿主有啮齿动物、有蹄动物及有袋类动物。其中啮齿动物包括高原鼠兔、灰尾兔、伊犁田鼠、麝鼠、布氏田鼠等；有蹄动物如野生岩羊、藏羚羊等；有袋类动物如袋鼠、袋熊等。

14. 棘球蚴病的传染源有哪些？

棘球蚴病为自然疫源性疾病，在我国的主要传染源是患病犬、患病狼和狐狸。

15. 棘球蚴的传播途径是什么样的？

棘球蚴病主要经粪—口途径传播。在牧区，犬、狼和狐粪排出的虫卵及孕卵节片污染了食物和饮用水，引起牛、羊等家养动物及易感野生动物吞食造成感染。

流行区居民用患病牛、羊内脏喂犬，易使犬吞食棘球蚴包囊；此外，感染棘球蚴的啮齿动物如田鼠、鼠兔等，被野犬、狼、狐狸等终末宿主吞食后，也会造成棘球蚴病的感染；甚至，虫卵也有可能在干旱多风地区随风飘扬，动物或人吸入含有虫卵的灰尘、空气飞沫等被感染。

16. 我国动物棘球蚴病感染情况如何？

细粒棘球绦虫：我国羊棘球蚴病主要发生在青海、新疆、西藏、甘肃、四川、内蒙古等省（自治区），牛的感染多发生在青海、四川、西藏、甘肃（甘南）和新疆等地，青海牛的感染率也较高。终末宿主中，青海是犬感染的高发区，其次是新疆和四川。

多房棘球绦虫：据相关数据统计，青海各地区鼠类感染率为 0.41% ～ 20.00%；四川西部涉藏地区藏狐感染率高，为 44.40% ～ 59.10%。

17. 牛、羊等家养动物感染棘球蚴病有什么临床表现？

绵羊对棘球蚴病易感性强，受到的危害较大。细粒棘球蚴多寄生于绵羊肝脏，严重感染时，病羊表现为精神萎靡、极度消瘦、被毛杂乱、腹部明显膨大，如感染肺部，会出现咳嗽、躺卧不起。

牛轻度感染时，没有明显症状，感染严重时，表现为消瘦、呼吸困难和咳嗽，右腹部膨大且按压有疼痛反应。

猪、骆驼等感染后没有明显症状，通常有带虫免疫现象。

目前对终末宿主症状的研究较少。犬感染后出现消化困难、腹部增大；犬通过人工大量感染原头蚴后出现腹部增大、食欲缺乏，有的经过 1.5 ～ 2 个月死亡。

18. 患棘球蚴病的动物有什么剖检变化和病理变化？

细粒棘球蚴：剖检感染的绵羊，肝与肺有灰白色、半透明包囊组织，直径可达 7cm。肝细粒棘球蚴包囊壁有典型肉芽肿病变结构，由纤维组织和上皮样细胞构成，内囊是寄生虫本体。肝细胞受压迫而萎缩，肝间质结缔组织增生，分割形成假小叶，胆管大量增生。

多房棘球蚴：泡状囊肿多呈巨块状，灰白色或微黄色，大小为 0.5～2.5 cm，常由无数大小不等的囊泡相互连接而成，切面多孔呈海绵状，质地较硬。病灶外围无明显纤维性包膜，与肝组织不易分离。囊泡有 40% 为不育囊，无原头蚴、生发囊等结构，含坏死组织。囊泡连接紧密，外围有大量多核巨细胞。周围出现肝细胞萎缩、变性、坏死，有些病例表现为增生的结缔组织将肝分割为假小叶，同时有淤胆的表现。

19. 人感染棘球蚴病有什么临床表现？

棘球蚴不断生长，会压迫周围组织、器官，引起组织细胞萎缩、坏死。因此，人感染棘球蚴病的临床表现极其复杂，常见表现有以下几种。

（1）局部的压迫和刺激症状。受累部位表现为轻微疼痛和坠胀感，如累及肝脏可有肝区疼痛。

（2）毒性和过敏反应。此类反应常表现为荨麻疹、哮喘和血管神经性水肿等。此外，还可能出现食欲减退、体重减轻、消瘦、贫血等表现。

（3）继发性感染等并发症。棘球蚴包囊一旦破裂可造成继发性感染，如肝棘球蚴包囊破裂可进入胆道，引起急性炎症，出现胆绞痛、寒战、黄疸等。

20. 棘球蚴病有哪些病原学检查？

（1）剖检检疫

对于牛、羊、猪等家养动物，棘球蚴包囊感染情况的剖检检疫可用于棘球蚴病流行病学调查及防控效果评估，在剖检脏器中查到棘球蚴即可确诊。

检查犬科动物时，剖解后取出小肠虫体，用肉眼和显微镜观察即可。

（2）虫体检查

通常使用槟榔碱泻下法检查终末宿主棘球绦虫感染，该方法的缺点是槟榔碱对犬只导泻率只有 70% 左右，且检出率低。

（3）PCR 检测方法

PCR 检测方法包括粪 DNA-PCR 法、粪 DNA-LAMP 检测方法、包囊 PCR 检测方法。粪 DNA-PCR 法具有高特异性和高敏感性。

21. 棘球蚴病有哪些免疫学检查?

（1）粪抗原ELISA法：利用抗原–抗体特异结合原理，检测宿主粪便中虫体代谢物、分泌物、虫卵等中的抗原（统称粪抗原），具有早期诊断价值。常用的有夹心ELISA法，该方法可作为槟榔碱泻下法的替代检测方法，但易发生交叉反应，且虫体较少时不易检出。

（2）血清抗体ELISA法：犬在人工感染后2～3周血清中会出现IgG、IgA、IgE等特异性抗体，可用此方法检出相应抗体，特异性较高，但此法对自然感染犬抗体的检出率低。

22. 除病原学检查、免疫学检查外，棘球蚴病还有哪些其他检查方法?

影像学检查：包括X线、B超、计算机断层扫描（CT）、核磁共振成像（MRI）等技术。B超检查常用于肝棘球蚴的诊断，胸部 X 线检查用于肺棘球蚴的诊断，CT 和 MRI 可用于无症状者的早期诊断，CT 扫描对肝棘球蚴病及脑、肾棘球蚴病的诊断也很重要。影像学诊断最后需要以病原学结果为依据方可确诊。

$\underline{23.}$ 如何将棘球蚴病与其他寄生虫病相鉴别？

虫卵的鉴别：由于所有绦虫虫卵在形态上相似，因此棘球绦虫虫卵与其他寄生虫虫卵鉴别较为困难。

绦虫蚴的鉴别：肝棘球蚴包囊易与细颈囊尾蚴包囊混淆。细颈囊尾蚴包囊囊内充满透明液体，大小如鸡蛋，囊壁一端有一较大的乳白色头节，易与棘球蚴混淆。除此之外，可根据不同绦虫蚴的寄生部位、囊泡大小、囊泡特征等进行鉴别，注意与脑多头蚴、牛囊尾蚴、羊囊尾蚴、猪囊尾蚴等绦虫蚴相鉴别。

24. 我国主要流行哪些类型的棘球蚴病？

我国的棘球蚴病流行以囊型和泡型两种为主。一种是细粒棘球蚴引起的囊型棘球蚴病，囊型棘球蚴病患病率约占 90%；另一种为多房棘球蚴引起的泡型棘球蚴病，其中泡型棘球蚴病又称"虫癌"，对人的危害更为严重。

25. 如何管理棘球蚴病的传染源？

一是犬只管理。做好犬只的管理工作，对流行区所有家养犬进行登记注册，实行拴养，定期扑杀无主犬、流浪犬。二是对犬只实施驱虫，首选药物是吡喹酮，目前国家为家犬免费提供驱虫药物，同时要求实施"犬犬投药，月月驱虫"。三是犬粪无害化处理，收集驱虫后5 天内犬排出的粪便，进行焚烧或掩埋等无害化处理。四是定期检测犬只感染情况，抽样采集流行区犬粪，用粪抗原检测法进行犬只感染情况的监测，评估驱虫效果。

26. 如何切断棘球蚴病的传播途径？

一是家畜的屠宰检疫管理。严禁在屠宰区养犬，加强对散户宰杀家畜内脏的管理，严禁用未经煮熟的家畜内脏喂犬，对病变脏器进行焚烧或深埋等无害化处理。二是定期开展流调监测。定期进行棘球蚴病流行区的动物棘球蚴病感染情况监测，以及流行病调查分析，开展中间宿主的感染情况的监测。其余措施包括定期开展草原灭鼠、实施安全饮水工程建设、对牧区人群普及棘球蚴病防护措施等。

27. 目前我国有哪些棘球蚴病疫苗？

目前采用羊棘球蚴病基因工程亚单位疫苗，对羔羊开展免疫。用 Eg95 重组蛋白在羔羊 30 日龄时首次免疫，第二次免疫是断奶前（约60日龄），在1.0～1.5岁时再加强免疫一次。

28. 什么是动物棘球蚴病防控"238"石渠模式？

石渠县是青藏高原国家动物棘球蚴病综合防控试点县，总结了动物"238"石渠模式。其中"2"是以犬只驱虫和家畜免疫为核心控制传染源；"3"是指切断棘球蚴病传播循环链上"犬到环境，环境到人畜，牲畜再到犬"的三个关键点；"8"是指抓好犬只管控、家畜免疫、检疫监管、流调监测、鼠害管理、能力提升、宣传培训和防控保障八项举措，即"双灭源、三切断、八举措"的防控模式，简称"238"石渠模式。

29. 对于棘球蚴病有哪些治疗方法？

对于家畜棘球蚴病一般采用吡喹酮、甲苯咪唑、阿苯达唑等进行驱虫治疗。

对于人棘球蚴病以手术为主，摘除包囊，手术中应注意将虫囊取尽并避免囊液外溢造成过敏性休克或继发性腹腔感染。对早期的小棘球蚴，可使用药物治疗。目前以阿苯达唑疗效较好，亦可使用吡喹酮、甲苯咪唑等进行治疗。

第三节　旋毛虫病

旋毛虫病是一种食源性人兽共患寄生虫病。在家畜中，猪旋毛虫病最为严重，也是人旋毛虫病的主要感染来源。旋毛虫病的防控在公共卫生上具有十分重要的意义。

1. 什么是旋毛虫病？

旋毛虫病是由旋毛形线虫（简称旋毛虫，*Trichinella spiralis*）引起的一种人兽共患寄生虫病。本病呈世界性分布，可感染人和 150 多种动物，本病对人类健康造成严重威胁，同时对养猪业、肉食品加工业、外贸出口业也造成了巨大的经济损失，是我国肉品卫生首检和必检项目。

2. 引起旋毛虫病的病原是什么？

旋毛虫病的病原是旋毛虫，它属毛形科（Trichinellidae）、毛形线虫属（*Trichinella*）的一种寄生线虫。目前，在世界各地已报道的毛形属线虫共分为 8 个种。

3. 旋毛虫的宿主有哪些？

旋毛虫宿主范围很广，至少有 150 种动物可感染旋毛虫，如猪、犬、猫、牛、绵羊、山羊、马等。

人通过生食或食用未煮熟的含有旋毛虫囊包的肉类食品而感染。

4. 在家畜中，哪种动物最易感染旋毛虫？

在家畜中，猪最易感染旋毛虫，是人体旋毛虫病的主要感染来源。

5. 旋毛虫虫体发育有哪几个阶段?

旋毛虫由于虫体发育的时期不同，可分为以下几个阶段：①成虫（肠旋毛虫）；②新生幼虫，寄生于小肠的成虫所产的极为细小的幼虫；③肌幼虫，新生幼虫随淋巴和血液被运输至宿主横纹肌，并寄生于横纹肌。

6. 旋毛虫的生活史是怎样的?

旋毛虫的生活史很特殊，其生殖方式属胎生。肌幼虫寄生于横纹肌，在肌纤维膜内形成包囊，呈椭圆形，囊内虫体呈螺旋状蜷缩。当人或动物等摄食含有旋毛虫幼虫包囊的肉产品后，幼虫逸出，钻入十二指肠和空肠的黏膜内，经 40 多个小时发育为成虫。性成熟后，成虫发生交配，雄虫大多死亡并由肠道排出，雌虫继续长大钻入肠黏膜，经过 5 天，雌虫开始产出幼虫，但只有侵入横纹肌的幼虫才能进一步发育，幼虫侵入肌细胞后 20 天形成具有感染性的幼虫包囊，完成一次生活史。

7. 人感染旋毛虫的主要途径是什么？

人感染旋毛虫的主要途径是生食或食用未煮熟含有活的旋毛虫幼虫的各种肉类及其制品和其他被旋毛虫幼虫污染的食品。

8. 猪感染旋毛虫的途径有哪些？

（1）感染旋毛虫的猪的传播。患病猪通过屠宰、运输、销售等环节，连同屠宰废水、肉及副产品，抛弃的废肉、洗肉泔水、污染的用具等把旋毛虫散播到各个地方去，部分地区养殖者有使用洗肉泔水、屠宰废水等喂猪的行为，从而使健康猪感染旋毛虫。

（2）感染旋毛虫的鼠类的传播。鼠类体内携带大量的旋毛虫病原且到处活动，人将捕捉的鼠或死鼠喂猪，猪也可在自由采食时觅食到死鼠。

（3）食入人及动物含有旋毛虫及幼虫的粪便。

（4）吞食含有旋毛虫包囊的昆虫（如蝇蛆和步行虫）。

（5）母体感染胎儿的垂直感染方式。

9. 猪旋毛虫病的流行因素主要有哪些？

（1）旋毛虫的宿主范围很广。世界各地受到感染的多种家畜及野生动物甚至许多海洋动物都能传播旋毛虫病。

（2）肌肉包囊中的幼虫对外界环境条件具有较强抵抗力。肌肉包囊中的幼虫在 -20℃时可保持活力 50 多天，在腐败的肉或尸体中可存活 100 天以上。盐渍或烟熏也不能杀死肌肉深层的旋毛虫幼虫。

（3）传统的饲养方式。传统散养、放养猪等均可增加旋毛虫感染风险。

10. 旋毛虫病的地理分布及流行情况是怎样的?

旋毛虫病分布广。全世界六大洲数十个国家（或地区）均有本病报告。我国自 1964 年在西藏发现人旋毛虫病以来，已在 20 多个省（自治区、直辖市）发现动物和人感染旋毛虫病。我国人旋毛虫病的流行地区主要在 3 个区域：①云南、西藏、广西、四川；②湖北、河南；③辽宁、吉林、黑龙江。死亡病例主要发生在西南地区。

11. 猪旋毛虫病的致病过程分为几个时期?

猪旋毛虫病的致病过程可分为肠期及肌期。肠期是指成虫寄生在肠黏膜的时期，可引起病猪急性卡他性肠炎，黏膜出现浮肿性增厚，黏膜表面形成因新生幼虫侵入毛细血管而引起的点状出血和小溃疡。肌期是指幼虫经血管移行至肌肉以后的时期，在肌期幼虫定居后可引起肌肉的炎症反应，引起运动障碍等表现。

12. 猪感染旋毛虫的临床表现有哪些？

猪对旋毛虫有较大的耐受力，旋毛虫对猪的致病力整体较弱。轻度及中度感染无临床表现，但重度感染时可发病并出现临床症状。猪感染旋毛虫的临床表现也分为肠期和肌期。

病猪在肠期表现为食欲减退、头尾下垂、磨牙、拉稀、发热等；肌期可出现发热、发疹、食欲减退、肌痛、运动障碍、发声异常、咀嚼吞咽困难、呼吸困难、不能起立等表现，重症猪会出现虚脱，甚至死亡。

13. 人感染旋毛虫的临床表现有哪些？

旋毛虫可导致人出现全身性症状，一般为发热、肌痛、水肿及全身不适，也可引起腹痛、腹泻、皮疹等表现，严重感染时会出现虚脱、心肌炎、心包积液、毒血症等表现。

14. 感染旋毛虫的病理变化主要有哪些？

幼虫侵入肌肉时，肌肉急性发炎，表现为心肌细胞变性，组织充血和出血。后期，采肌肉做活组织检查或死后肌肉检查发现肌肉表现为苍白色，切面上有针尖大小的白色结节，显微镜检查可以发现虫体包囊，包囊内有弯曲成折刀形的幼虫，外围有结缔组织形成的包囊。

成虫侵入小肠上皮时，会引起肠黏膜发炎，表现为黏膜肥厚、水肿，炎性细胞浸润，渗出增加，肠腔内容物充满黏液，黏膜有出血斑，偶见溃疡出现。

15. 旋毛虫病的诊断方法有哪些？

旋毛虫病的诊断方法有病原学、免疫学及分子生物学诊断三种。

16. 旋毛虫病的病原学诊断方法主要有哪些?

（1）压片镜检法，又称显微镜检法或旋毛虫镜检法，是传统检验方法，其方法是：在活体组织，如猪的横膈肌膜、膈肌脚或人的腓肠肌、肱二头肌、三角肌上各取一小块肉样，先撕去肌膜作肉眼观察，再剪成小米粒大小，放于两玻片之间压薄至透明，低倍显微镜下观察有无包囊，发现旋毛虫幼虫即可确诊。

（2）消化法，即人工胃液消化法，其方法是：取待检肉样除去脂肪和结缔组织后，加入水、胃蛋白酶、浓盐酸可使肌纤维及包囊完全消化掉，活的旋毛虫幼虫从包囊中释放出来，然后通过显微镜检查有无旋毛虫。

17. 旋毛虫病的免疫学诊断方法主要有哪些?

（1）皮内试验：取旋毛虫幼虫浸出液抗原（1∶2 000 ～ 1∶10 000）取 0.1 mL，皮内注射后15 ～ 20分钟后观察注射部位皮肤情况，如皮丘＞1 cm，红晕直径＞2 cm，而对照用0.1％硫柳汞0.1mL在另一侧前臂皮内注射为阴性反应时，即判定皮试为阳性。

（2）血清学检查：通过用旋毛虫可溶性抗原检测待检血清的特异性抗体进行诊断，该方法具有简便经济，特异性、敏感性和稳定性好以及检测结果可靠等优点。

18. 旋毛虫病的分子生物学诊断方法主要有哪些?

包括常规PCR、多重PCR、荧光定量PCR、环介导等温扩增技术（LAMP）、基因芯片技术等。

19. 旋毛虫病需要与常见的哪些病进行鉴别诊断?

旋毛虫病应与急性华支睾吸虫病、急性并殖吸虫病、急性日本血吸虫病、细菌性食物中毒、急性出血性坏死性肠炎、流行性感冒、急性肾小球肾炎、结节性多动脉炎、变应性血管炎、风湿热、钩端螺旋体病、流行性斑疹伤寒、地方性斑疹伤寒、皮肌炎及多发性肌炎、嗜酸粒细胞增多性肌痛综合征、嗜酸粒细胞白血病等相鉴别。

20. 旋毛虫的抵抗力怎么样？

旋毛虫的抵抗力强，低温条件下可存活 2 个月，猪肉中的旋毛虫在盐渍和烟熏等条件下可存活 1 年，在腐败的肉里能存活 100 天以上。

21. 如何预防旋毛虫病？

（1）定点屠宰，集中检疫。加强屠宰检疫是防控猪旋毛虫病的关键措施，一旦发现病猪、病肉应严格按照《中华人民共和国国境卫生检疫法》和《动物检疫管理办法》对其进行无害化处理。

（2）加强卫生管理，改善养猪方法。旋毛虫血清学检测合格的猪才允许进入养猪场，将猪放养饲养模式改为圈养模式，保持猪舍清洁；加强饲料管理，不饲喂厨房的碎肉、残余汤水等，减少感染机会。

（3）设置生物学的物理屏障，防止鼠等啮齿动物进入猪圈和粮仓。开展灭鼠活动，特别是养猪场（户）、屠宰场及肉联厂要经常开展灭鼠活动。

（4）增强公民的卫生安全意识。利用报纸、电视、互联网等媒体宣传手段，广泛向群众宣传旋毛虫病的危害性及正确的预防措施，培养良好的饮食习惯，不食生的或半生的猪肉或其他动物肉及肉制品以杜绝感染。改变生熟不分、吃生肉等不良习惯。

（5）重流行区开展猪的免疫预防和定期检查、驱虫。

22. 如何治疗旋毛虫病？

目前，针对猪旋毛虫病的治疗尚无特效药物，主要应用甲苯咪唑或者阿苯达唑治疗。病猪每日按规定剂量口服，一般 5 ～ 7 天设为 1 个疗程，用于驱杀肌肉内的幼虫以及其他部位的成虫。

人感染旋毛虫病的首选药物是阿苯达唑，其疗程短，毒性低，副作用小。

第四节　猪囊尾蚴病

猪囊尾蚴病是猪带绦虫的蚴虫即猪囊尾蚴寄生猪各组织所致的疾病，多发生于发展中国家，我国的西南地区感染率较高。

1. 什么是猪囊尾蚴病？

猪囊尾蚴病又称猪囊虫病，是猪带绦虫的蚴虫即猪囊尾蚴寄生于猪、野猪等动物和人的肌肉、心、脑、眼等组织器官中所引起的疾病，是一种人兽共患寄生虫病。

2. 猪囊尾蚴病是由什么病原引起的？

猪囊尾蚴病的病原为猪带绦虫的幼虫——猪囊尾

蚴，其主要寄生在猪的横纹肌、脑、心脏等部位。猪囊尾蚴肉眼外观呈白色椭圆形半透明囊泡状，长6～10 mm，宽约5 mm，囊内充满透明液体，囊壁上有一个圆形的高粱米状大的头节，头节上有2个顶突和4个圆形吸盘。

3. 猪囊尾蚴病的临床表现是什么？

感染囊尾蚴的猪一般无明显症状，严重感染时，病猪出现消瘦、贫血等营养不良表现，亦会出现前肢僵硬等运动障碍表现。

当大量虫体寄生于大脑时，可引起严重的神经症状，表现为癫痫、急性脑炎甚至突发死亡；寄生于眼睛内时，可引起视力减退、目光呆滞或失明；寄生于舌部时，外观病猪的舌底、舌的边缘和舌的系带部有突出的白色囊泡，手摸猪的舌底和舌的系带部可感觉到游离性米粒大小的硬结，引起病猪采食困难；寄生于心脏时，可出现血液循环障碍等。

4. 怎么诊断猪囊尾蚴病?

病原学诊断:病原学诊断是猪囊尾蚴病最直接的诊断方法,如在粪便中找到虫卵、孕节或在肌肉内检出囊尾蚴即可作出诊断。

血清学诊断:从宿主体内检出抗原即可作出诊断,常用的测定方法有 ELISA、斑点免疫金染法、滴金法等。

5. 猪带绦虫有几种形态?

猪带绦虫分为成虫、幼虫和虫卵三个阶段。

成虫为扁长带状,乳白色,宽面条样,虫体分节,节片薄而透明。虫体前端细,向后渐扁阔,分为头节、颈节和链体三部分。

幼虫即囊尾蚴,呈囊状,椭圆形,乳白色,黄豆大小,半透明囊内充满透明液体,囊壁内层可见一米粒大小白点,是头节。

虫卵呈球形或近似球形，棕黄色，卵壳极薄，易破碎，自孕节散出后，卵壳多已脱落，称为不完整虫卵。

6. 猪带绦虫的生活史是怎样的？

成虫寄生于小肠上段，虫体后端的孕节由链体脱落，随粪便排出，节片自行收缩或破裂，排出大量虫卵，虫卵或节片被猪等吞食；虫卵在小肠内进入肠壁，经血液循环到达身体各处，其中以肌肉为主；在寄生部位，囊尾蚴长大成熟；当人生食或食用未熟透的含囊尾蚴的猪肉后，囊尾蚴进入人体小肠，经 2 个月左右发育为成虫。

7. 哪些地方流行猪囊尾蚴病？

本病分布广泛，主要分布于非洲中南部、拉丁美洲等不发达地区，我国则多分布于云南、贵州、广西及四川等地区，呈地方性流行，一般农村病例多于城市。

8. 猪囊尾蚴病有哪些传染源？

本病的传染源为病人、病猪和带虫者。

9. 猪囊尾蚴病的传播途径有哪些？

本病经消化道传播，比如人粪便排出的虫卵污染的水源，被猪食用，则猪感染本病，而后健康人生吃或吃了未煮熟的含有囊尾蚴的猪肉而感染。

10. 猪囊尾蚴病的流行分布特点是什么？

不同品种、不同年龄、不同饲养方式的猪均可感染本病，本病的发生也无季节特异性，一年四季均可发生感染。人是否感染囊尾蚴病主要取决于饮食卫生和烹调与食肉的方式，有吃生肉或未煮熟猪肉习惯的地区则更易出现该病的地方性流行。

11. 影响猪囊尾蚴病高发的因素有哪些?

（1）养殖方式。有些地区的猪散养、放养，则猪易吃到含有虫卵的粪便而造成感染。

（2）卫生习惯。如无厕所，含有虫卵的粪便造成大范围污染。

（3）肉品检疫不合格，造成含有囊尾蚴的猪肉流入市场。

（4）食肉习惯不科学，如有喜欢生吃或者吃未煮熟的猪肉习惯，造成感染。

12. 猪囊尾蚴病的病理变化有哪些?

该病可造成人和猪的肌肉发生炎症反应，表现为水肿等。

13. 猪患猪囊尾蚴病有哪些症状?

猪患猪囊尾蚴病一般不表现临床症状,在严重感染时,病猪会出现营养不良、运动失调和肌肉水肿等表现。

14. 人患猪囊尾蚴病有哪些症状?

人患猪囊尾蚴病表现为腹痛、腹泻,少数人出现头痛、失眠和神经过敏等表现。

病人体表可触摸到囊虫结节,其主要分布于头颈、躯干,如神经系统囊尾蚴病则发生癫痫等神经症状。

15. 怎么治疗猪囊尾蚴病?

发现患有猪囊尾蚴病的病猪,如有治疗价值要及早进行治疗,没有治疗价值的要尽早进行无害化处理,这样既可以将传播途径切断,防止传播流行,又可以保住猪场的经济效益。

　　早期治疗可以口服吡喹酮驱虫，驱虫的同时，收集病猪排出的粪便，及时将其深埋处理，防止环境被虫卵污染。还可以用阿苯达唑进行治疗，如果肌肉中没有完整的囊泡，也没有钙化灶，就可判定为治愈。

16. 怎么预防猪囊尾蚴病？

　　一是治疗猪囊尾蚴病人，驱虫后排出的虫体和粪便必须严格处理，彻底消灭感染源。二是加强宣传教育，注意个人卫生和饮食卫生，改变生食、半生食猪肉的不良饮食习惯，生、熟炊具分开。三是做到"人有厕所、猪有圈"，彻底消灭连茅圈，防止猪吃人粪而感染猪囊尾蚴。四是严格执行食品卫生检疫规定，对有猪囊尾蚴的肉要严格按国家规定的检疫条例处理。

第五节　片形吸虫病

片形吸虫病遍及世界各地，牧区家畜发病率较高，多为散发，夏、秋季节多发，牛、羊感染率高。

1. 什么是片形吸虫病？

片形吸虫病（Fascioliasis）是由片形吸虫寄生于牛、羊等草食性哺乳动物和人体的肝胆管中引起的一种生物源性蠕虫病。

2. 片形吸虫病的病原是什么？

该病的病原为片形吸虫。寄生人体和动物的片形吸虫主要包括肝片形吸虫和巨片形吸虫。

3. 肝片形吸虫的形态特征是怎样的?

肝片形吸虫的虫体呈背腹扁平的片状。活的虫体为棕红色，死亡的虫体呈灰白色，虫体前端宽于后端，前端圆锥状突出的部分为头锥。

肝片形吸虫的虫卵呈长卵圆形，淡褐色，卵壳薄而透，一端有盖。

4. 巨片形吸虫的形态特征是怎样的?

巨片形吸虫的虫体呈竹叶状，其虫卵呈长卵圆形，深黄色。

5. 片形吸虫的宿主范围有哪些?

片形吸虫的终末宿主除包括绵羊、山羊、黄牛、水牛、牦牛、马、骆驼、家兔、猪、犬外，大象、河马、猴、麝、长颈鹿与梅花鹿等野生动物亦可感染与发病。

人体并非其适宜终末宿主。

片形吸虫的中间宿主是椎实螺科的淡水螺。

6. 在家畜中，哪些动物较易感染片形吸虫？

在家畜中，以绵羊和山羊对片形吸虫较为易感，其次是牛。

7. 肝片形吸虫的生活史是怎样的？

肝片形吸虫的生活史包括虫卵、毛蚴、胞蚴、雷蚴、尾蚴、囊蚴、童虫及成虫等阶段。

成虫在终末宿主的肝胆管内产出的虫卵随胆汁进入肠道内，再和粪便一起排出体外。在适宜的条件下毛蚴迅速从卵内孵出。毛蚴在水中游动寻找中间宿主（螺类），然后经过在螺体内一系列发育（胞蚴和雷蚴）成尾蚴，逃离螺壳，尾蚴在水中游动并黏附于水中物体上，形成囊蚴，则动物或人因放牧造成感染。侵入体内的囊蚴通过肠或血液循环进入肝、胆由童虫发育成成虫，这就是肝片形吸虫的生活史。

8. 肝片形吸虫的中间宿主（螺类）有哪些？

小土蜗、截口土蜗、椭圆萝卜螺、耳萝卜螺、折叠萝卜螺和青海萝卜螺等。

9. 人感染片形吸虫病的主要途径是什么？

人感染片形吸虫是偶然的，其主要感染方式是食入感染期囊蚴，例如大多数感染者有喝生水和生食水生植物的习惯，这是感染片形吸虫的主要原因。

10. 人感染片形吸虫病是否有季节性？

在我国南方春、秋两季是尾蚴生长发育和成囊的适宜季节，也是人体感染的高发季节。

11. 片形吸虫病的易感人群有哪些？

片形吸虫病的易感人群包括在流行区生活、养殖、工作,有旅游史及生食水生植物或有饮用生水史的人群。

12. 片形吸虫病的传染源有哪些？

患病动物和带虫者不断向外界排出虫卵,成为本病的传染源,其中绵羊为主要的传染源。

13. 片形吸虫病的流行情况是怎样的？

片形吸虫病起源于欧洲,在我国分布较为广泛,主要分布在长江以南的各个省份,无论是农区、牧区、半农半牧区,还是放牧或舍饲的草食动物均可感染与发病。

14. 中间宿主（螺类）的流行情况是怎样的？

中间宿主椎实螺种类多，分布广，常群栖于池塘、溪流岸边、低洼牧地、沼泽地带和水稻田等，在春末、夏季和秋季气候温暖、雨量充沛时大量繁殖。

15. 动物感染片形吸虫的主要途径是什么？

当反刍动物在吃草或者饮水时就容易感染附着在水中物体上的囊蚴，进入体内的囊蚴会经过脱囊移动到胆管，并最终发育为成虫。

16. 动物感染片形吸虫病的临床表现有哪些？

动物感染片形吸虫后的临床表现取决于寄生数量、毒性及宿主的健康状况，分为急性和慢性两种。

急性型主要引起各组织损伤出血，甚至急性肝炎，病畜食欲废绝，黏膜苍白，甚至迅速死亡。

慢性型使得病畜渐进性消瘦，贫血，食欲减退，眼睑、颌下甚至胸腹部水肿。

17. 人感染片形吸虫病的临床表现有哪些？

人感染片形吸虫在不同的时期的症状不一样，分为急性期和慢性期。

急性期表现为突发高热、腹痛、乏力，或伴有厌食、呕吐、腹胀、腹泻等症状；有肝脏肿大、肝区叩痛等体征。

慢性期临床表现与急性期相比相对较轻，主要包括腹痛、乏力、贫血、厌油腻、黄疸和肝脏肿大等。

18. 如何诊断片形吸虫病？

片形吸虫病的诊断要根据临床症状、流行病学调查、粪便检查及死后剖检等进行综合判定。

（1）粪便或十二指肠引流液多采用沉淀法来检查虫卵，片形吸虫的虫卵较大，易于识别。

（2）手术或病理切片检查见片形吸虫虫体。

（3）外周血嗜酸性粒细胞的百分比和（或）绝对值增高。

（4）采用免疫诊断法，如 ELISA、IHA、胶体金技术等实验室检测方法。

19. 片形吸虫病需要与哪些常见的疾病进行鉴别诊断？

片形吸虫病应与华支睾吸虫病、肝型并殖吸虫病、肝毛细线虫病、病毒性肝炎、阿米巴性肝脓肿、细菌性肝脓肿和肝脏恶性肿瘤等相鉴别诊断。

20. 如何治疗片形吸虫病？

对于治疗动物片形吸虫病主要采取药物驱虫的方式。可选用的药有五氯柳胺、碘醚柳胺、双酰胺氧醚、三氯苯达唑、阿苯达唑等。如阿苯达唑，羊按 12 mg/kg，经口投药；牛按 10 ～ 15 mg/kg，经口投药，需要注意的是对怀孕母畜慎用此药。

21. 如何对片形吸虫病进行预防？

（1）预防性驱虫。针对急性病例，可在夏、秋季选用三氯苯达唑等对童虫效果好的药物。针对慢性病例，北方全年可进行两次驱虫，第一次在冬末初春，由舍饲转为放牧之前进行；第二次在秋末冬初，由放牧转为舍饲之前进行；南方终年放牧的地区，每年可进行三次驱虫。

（2）杀灭中间宿主椎实螺。为了防止家畜遭受片形吸虫的侵袭，必须杀灭场区域内的中间宿主椎实螺，改良土壤、化学灭螺、生物灭螺等方法可以结合应用。

（3）保护易感动物，防止囊蚴的感染。

（4）预防人的感染主要措施是禁生食水生植物（如水芹）或禁喝生水。

第六节　利什曼原虫病

利什曼原虫病可感染多种动物，其中犬、猫、牛、马、绵羊等容易感染，其流行发生与气候环境关系密切，以皮肤型利什曼原虫病最为常见。

1. 什么是利什曼原虫病？

利什曼原虫病（Leishmaniasis）是由利什曼属的各种原虫所致的一种以慢性经过为主的人兽共患寄生虫病。

2. 人兽共患的利什曼原虫有几种？

寄生于人体和哺乳动物的利什曼原虫主要有 5 种：杜氏利什曼原虫、热带利什曼原虫、硕大利什曼原虫、巴西利什曼原虫和墨西哥利什曼原虫。我国主要为杜氏利什曼原虫。

3. 利什曼原虫有什么样的结构？

利什曼原虫因宿主不同而有两个不同形态特征，在哺乳动物中为无鞭毛体，在媒介昆虫白蛉体内则为前鞭毛体。

无鞭毛体的虫体很小，呈卵圆形或鱼雷状，通称利杜体，即 LD 小体。卵圆形虫体的大小为（2.9 ～ 5.7）μm×（1.8 ～ 4.0）μm；圆形虫体的直径为 2.4 ～ 5.2 μm，平均为 3.5 μm。

前鞭毛体因发育程度不同，其外形变化很大，呈卵圆形、短粗形、梭形等。成熟的前鞭毛体为细而长的纺锤形，长为 11.3 ～ 15.9 μm，前部较宽，后部较窄，前端有 1 根长度与体长相当的游离鞭毛。

4. 利什曼原虫的生活史是什么样的？

白蛉叮咬患病动物时，患病动物的无鞭毛体进入白蛉体内，在白蛉体内发育成前鞭毛体，并进行繁殖，数量剧增的虫体进入胃并向消化道前部移动，后集中于口腔，当白蛉咬伤健康的人或动物，前鞭毛体经皮肤进入体内，转变为无鞭毛体，在体内，特别是内脏进行繁殖，引起内脏病变，当患病的人或动物被白蛉咬伤后，无鞭毛体又进入白蛉体内，完成一次生活史。

5. 利什曼原虫的传播方式是什么？

利什曼原虫主要是在脊椎动物和白蛉媒介之间接触传播，由患病人或动物传给白蛉，继而传播给其他的健康人或动物，此种传播又为间接传播，是该病的主要传播方式。

6. 利什曼原虫病的传染源是什么？

患病犬和患病人为本病的主要传染源。

7. 利什曼原虫病主要分布在我国哪些地方？

以人感染发病的类型主要分布在黄淮部分地区、河北南部、陕西和新疆部分地区；人犬共患型主要发生在西北、华北、东北，以及甘肃、青海、宁夏和四川北部等地；野生动物型主要分布于新疆、内蒙古、甘肃的荒漠地区。

8. 利什曼原虫病的传播媒介有哪些？

该病主要通过媒介传播，已确定的媒介有 20 余种，在我国以中华白蛉为主，还有亚历山大白蛉、中华长管白蛉、吴氏硕大白蛉等。

9. 利什曼原虫病的易感动物有哪些?

犬、狼、狐狸、豪猪、草原鼠等对利什曼原虫病易感。

10. 利什曼原虫病的病畜有哪些临床表现?

病畜头部尤其是耳、鼻、脸部、眼睛周围及趾部脱毛,皮肤增厚,局部溃烂,渗出物结痂,痂皮脱落后出血,伴有食欲缺乏、精神萎靡、消瘦、贫血、发热、嗓音嘶哑等表现,重者死亡。

11. 如何诊断利什曼原虫病?

(1)病原检查:包括骨髓穿刺检查、皮肤活体检查、培养法、动物接种法。

(2)免疫学检查:包括 ELISA、IHA、对流免疫电泳、间接荧光试验等检测血清抗体。

（3）分子生物学方法：包括 DNA 探针法、PCR 技术等。

12. 利什曼原虫病如何进行鉴别诊断？

本病要与组织胞浆菌病、弓形虫病和流行性淋巴管炎进行鉴别诊断。

13. 人患利什曼原虫病如何治疗？

患者应卧床休息，加强营养，保持体液和电解质平衡。治疗该病的药物有五价锑剂（如葡萄糖酸锑钠）、喷他脒。

14. 如何预防利什曼原虫病？

（1）控制传染源：在流行地区应对犬做定期普查，监测易感动物。

（2）切断传播途径：扑灭白蛉媒介，可以有效控制利什曼原虫病的流行。

（3）消灭储存宿主：在犬源型利什曼原虫病的流行区，对犬进行检查，发现病犬应立即捕杀。在野生动物源型利什曼原虫病的流行区，应捕捉各种野生动物加以检查，及时消灭储存宿主。

第七节　隐孢子虫病

在非洲和南亚地区的发展中国家，隐孢子虫病是导致婴幼儿腹泻最主要的病因之一，致病威胁仅次于轮状病毒感染。在我国，人群中隐孢子虫病感染较为普遍，普通人群的感染率为 1.3% ～ 4.7%，腹泻患者中隐孢子虫病的感染率可达 13.4%。

1. 什么是隐孢子虫病？

隐孢子虫病是一种由隐孢子虫（*Cryptosporidiumn*）寄生于人或动物胃肠道黏膜上皮细胞内所引起的寄生虫病，是一种以腹泻为主要临床表现的人兽共患原虫病。隐孢子虫属于体积微小的球虫类单细胞原虫，可感染包括人类以及哺乳类、鸟类、爬行类、两栖类和鱼类等多种动物。其中，人隐孢子虫（*C. hominis*）和微小隐孢子虫（*C. parvum*）对人有致病性。

2. 隐孢子虫的生活史是怎样的?

隐孢子虫要完成生活史很简单，只需要一个宿主，可分成三个阶段：裂体增殖、配子生殖和孢子生殖。内生阶段指虫体在宿主体内发育的阶段，包含了前述生活史的三个阶段；感染阶段指成熟卵囊随宿主粪便排出后的阶段。隐孢子虫完成生活史需 5 ～ 11 天。

3. 隐孢子虫病的传染源有哪些?

隐孢子虫病的主要传染源是患者，健康带虫者和恢复期带虫者也是重要的传染源。多数患者在症状消退后仍有卵囊排出（粪便和呕吐物等），可持续数天至 5 周。牛、羊、猫、犬和兔等动物排出的隐孢子虫卵囊亦可感染人。

4. 隐孢子虫病的传播途径是什么?

隐孢子虫病主要经粪—口途径传播。

人类大多数由于摄入了被粪便污染的水、食物及器具等所带的隐孢子虫卵囊而感染,亦可通过饮用被污染的水源或在被污染的水中进行活动而感染。

5. 隐孢子虫病的易感人群有哪些?

人对隐孢子虫普遍易感,其中以婴幼儿、艾滋病患者、接受免疫抑制剂治疗的患者以及免疫功能减退者更易感染。大量应用多种抗生素者,患水痘、麻疹和经常感冒的人也是易感人群。

6. 隐孢子虫病的流行特点有哪些?

隐孢子虫病的流行有以下几个特点。

(1)2岁以下的婴幼儿发病率较高。

（2）温暖潮湿季节发病率较高。

（3）农村地区发病率高于城市，沿海港口地区发病率高于内陆地区。

（4）经济落后、卫生状况差的地区发病率高于经济发达、卫生状况好的地区。

（5）以畜牧业生产为主的地区发病率高于非畜牧地区。

（6）旅游者发病率高于非旅游者。

7. 隐孢子虫主要寄生在哪里？

隐孢子虫主要寄生于小肠上皮细胞的刷状缘纳虫空泡内。寄生数量最多的部位是在空肠近端，严重感染时可扩散到整个消化道。呼吸道、肺、扁桃体、胰腺、胆囊和胆管等系统和器官也有虫体寄生。

8. 人感染隐孢子虫病的临床表现有哪些?

人感染隐孢子虫病的临床表现的严重程度取决于人体的免疫功能的水平。

（1）免疫功能正常者：免疫功能正常者感染后的症状较轻，潜伏期为 3 ～ 8 天，急性起病，以腹泻为主要症状，大便呈水样或糊状，一般无脓血。严重感染的幼儿可出现喷射性水样便，常伴有痉挛性腹痛、腹胀、恶心、呕吐、食欲减退或厌食、口渴和发热。病程多为自限性，一般持续 7 ～ 14 天，但症状消失后数周，粪便中仍可带有卵囊。

（2）免疫功能低下者：免疫功能低下者（如艾滋病患者）感染后的症状严重，常表现为持续性霍乱样水样泻，每日腹泻数次至数十次，量多，常伴有剧烈腹痛，水、电解质紊乱，病程较长。隐孢子虫病感染常为艾滋病患者并发腹泻而死亡的原因之一。

9. 动物感染隐孢子虫病后有哪些表现？

犊牛和羔羊感染隐孢子虫病时表现为精神沉郁、食欲废绝、腹痛，以及轻度至重度的腹泻，甚至水样腹泻，并伴随大量的卵囊排出。

禽类感染隐孢子虫病时主要表现为呼吸道和肠道症状，临床表现为严重的呼吸困难、张口呼吸、气喘、叫声异常、打喷嚏、甩头、伸颈等。火鸡感染隐孢子虫病时，虫体寄生于肠道，其主要表现为腹泻，严重的病例可见食欲废绝，并于发病后 2～3 天死亡。

10. 隐孢子虫病的诊断方法有哪些？

（1）病原学检查，包括金胺－酚染色法、改良抗酸染色法、基因检测（采用 PCR 和 DNA 探针技术）。

（2）免疫学检查，包括粪便标本和血清标本的免疫学检查，常采用 IFAT 和 ELISA 等技术。

11. 如何预防隐孢子虫病?

隐孢子虫病传播途径多样,可通过被污染的水源、食物等多种途径传播。目前对该病的治疗还没有特效药物,因此必须加强预防,控制感染。主要的预防措施包括控制传染源、养成良好的个人卫生饮食习惯、防止饮用水和食物的污染等,应加强以下四个环节。

(1)加强对患者及携带者粪便的管理。对患有隐孢子虫病的人和动物要隔离治疗,防止其排泄物污染饮用水源,切断其粪—口传播途径。

(2)保护环境,防止污染,加强饲养管理。对患病动物所在圈舍和周围环境进行严格的消毒,以减少或杀灭环境中的隐孢子虫卵囊。

(3)把好"病从口入"关。洗手是减少接触传播的有效方法,特别是医务人员,在接触可能的传染源后,要用肥皂和热水彻底洗手。提倡喝开水,因为将水烧沸 1 分钟可使水中隐孢子虫卵灭活。牛奶也要彻底消毒后再饮用。

（4）增强免疫力，避免与患病的人和动物及被污染的环境接触。避免在未经消毒的游泳池内或在野外未经人工处理的自然水域（如河流、湖泊、水库、池塘等）中游泳等。人感染后若出现腹泻症状应及时就医。

参考文献

1. 刘侠，阚松鹤，林青 . 弓形虫病研究进展 [J]. 动物医学进展，2015，36（1）：101-105.

2. Hill D E，Dubey J P. Toxoplasma gondii，prevalence in farm animals in the United States[J]. International journal for parasitology，2012，43（2）：107-113.

3. 彭文伟 . 现代感染性疾病与传染病学 [M]. 北京：科学出版社，2000：1459-1476.

4. 陈兴保，吴观陵，孙新，等 . 现代寄生虫病学 [M]. 北京：人民军医出版社，2002：302-317.

5. 刘平，李金花，李印，等 . 包虫病病原在我国的流行现状及成因分析 [J]. 中国动物检疫，2016，33

（1）：48-51.

6.贾万忠.棘球蚴病 [M].北京：中国农业出版社，2015.

7.杨光友.动物包虫病学 [M].北京：科学出版社，2022.

8.霍钒钒，陈家旭，陈韶红，等.旋毛虫病诊断方法研究综述 [J].中国动物检疫，2017，34（6）：68-73.

9.杨光友.兽医寄生虫病学 [M].北京：中国农业出版社，2015：224-229.

10.李向阳.人畜共患病诊断与治疗 [M].北京：中国农业科学技术出版社，2016：45-48.

11.崔晶，王中全.旋毛虫检疫技术及肉类的安全加工方法 [J].中国人兽共患病，2006，22（9）：871-875.

12.庄金秋，梅建国，张颖，等.猪旋毛虫病诊断方法研究进展 [J].猪业科学，2017，34（9）：108-110.

13.徐雪萍.人兽共患病防治手册 [M].北京：金盾出版社，2015.

14. 柳增善 . 人兽共患病学（上册）[M]. 北京：蓝天出版社，1993.

15. 单存松，王昌玉，王存军 . 猪囊尾蚴病的流行病学研究与防治对策 [J]. 中国动物保健，2021，23（2）：13-14.

16. 周丽丽 . 猪囊尾蚴病的诊断和防治 [J]. 畜牧兽医科技信息，2021（6）：161-162.

17. 马孜琪，牛莉 . 猪囊尾蚴病的诊断及防治措施 [J]. 养殖与饲料，2021，20（8）：79-80.

18. 杨光友 . 兽医寄生虫病学 [M]. 北京： 中国农业出版社，2015：59-66.

19. 袁晓丹，王春仁，朱兴全 . 片形吸虫病的危害与防治 [J]. 中国动物传染病学报，2019，27（2）：110-113.

20. 成军，钟彦伟，刘妍，等 . 利什曼原虫无鞭毛体蛋白的基因克隆化与序列分析 [J]. 中华传染病杂志，2001，（1）：26-30.

21. 仲维霞，屈金辉，王洪法，等．蛔虫抗菌肽酵母发酵产物对杜氏利什曼原虫杀伤作用的研究 [J]. 国际医学寄生虫病杂志，2011，38（3）：4.

22. 管立人，杨元清，许永湘，等．克拉玛依地区的利什曼病 XI．大沙鼠体内的利什曼原虫接种猴和人后发生皮肤利什曼病 [J]. 中国寄生虫学与寄生虫病杂志，1992，10（4）：25-28+83.

23. 木村纯二，堀江将平，丸岛春美，等．抗利什曼原虫化合物以及抗利什曼原虫药：CN102753521A[P]. 日本：CN201180007756.3，2015-06-17.

24. 陈凯，官亚宜，伍卫平，等．新疆伽师县荒漠型黑热病流行区人群利什曼原虫感染调查 [J]. 中国病原生物学杂志，2015，10（3）：261-264.

25. 屈金辉．利什曼原虫的流行病学调查及基因分型研究 [D]. 济南大学，2011.

26. 杨柏林．巴西利什曼原虫体外培养的观察 [J]. 国外医学（寄生虫病分册），1979（2）：92.

27. 陈建平，陈达丽，陈琦伟，等 . 中国利什曼原虫的种株鉴定及系统发育学研究 [C]// 四川省动物学会，四川省野生动物保护协会 . 四川省动物学会第十届会员代表大会暨第十一次学术研讨会论文摘要集 . 四川大学华西基础医学与法医学院寄生虫学教研室，2015：8.